Alimentos Saludables Para La Vista

Todo lo Que Necesita Saber

Por: Yoly De La Vega

Tabla de Contenido

Dedicatoria

Quiero dedicar este libro y más que todo agradecer a nuestro Creador, porques in su ayuda, no hubiera hecho ni la primera línea de este proyecto maravilloso de poder aportar un granito de arena, a la mejora naturalmente de la visión,con alimentos saludables que aparte de dar claridad a la vista otros órganos del cuerpo se verán beneficiado también a mi esposo y a mis hijos por sus paciencias y comprensión a la realización del mismo.

Introducción

Siempre recuerdo a mi madre principalmente cuando todavía era una niña muy pequeña, me decía que comiera frutas y vegetales, para que tuviera una mejor vida saludable cuando fuera más grande, la verdad honestamente no me agradaba la idea de comer vegetales, en cuanto a las frutas si comía algunas de ellas, pero después que iba creciendo y veía que necesitaba lentes para mirar mejor el pizarrón de la escuela,

Me interese por aprender a consumir vegetales en las comidas, no todas son de mi agrado pero algunas de ellas me gustan más que otras, hoy paso de los 50 años.

En la actualidad no se si poseo de una visión 2020, no lo se, el hecho es que ya no necesito lentes para mirar bien las letras de un libro lo que antes se me dificulta al leer.

Aprendí agregarlas a mis comidas y me parecen deliciosas, lo que mi madre me enseñó trato de que mis hijos y mis nietas también consuman alimentos saludables. Tenemos una sola vida aquí y tenemos que aprender a cuidarla de la manera en que nuestro creador nos enseno.

Te propongo a que empieces a comer alimentos saludables para que tengas una mejor calidad de vida. En este libro encontrarás diferentes tipos de recetas ideal para mejorar la vista y al mismo tiempo nuestro cuerpo va adquirir los nutrientes necesarios para mantenernos más saludable,.

Aunque la vista siendo parte de los órganos y sentidos del ser humano, según estudios realizados recientemente para este mismo año 2020 habrá más personas con problemas de visión incluyendo personas que perdieron la vista por completo.

Lo bueno del caso es que sabiendo que nuestro creador desde la fundación del mundo nos ha dado alimentos con los nutrientes y vitaminas necesarios para que nuestro cuerpo siempre esté saludable.

Alimento # 1

Con esta alimento se preparan uno de mis alimentos favoritos, lo cual quiero darle prioridad a la **Remolacha**, con ella la podemos comer cocida o simplemente hecha en jugo con miel sabe deliciosa, pero aquí les traigo algunas recetas que puedes hacer con la remolacha.

Pero antes déjame hablarte de los beneficios de comer remolacha. Mejora la circulación sanguínea fortalece todo el sistema cardiovascular, pueden calmar los nervios, tiene propiedades antiinflamatorias.

Consumiendo regularmente la remolacha tiene poder curativo que limpia hígado y hasta ayuda a prevenir algunas enfermedades y hasta puede mejorar la vista notoriamente.

Las puede preparar en ensaladas o como prefieras, en mi caso Yo acostumbro a cocerlas y despues me la como tal cual, tambien me gusta hacer ensaladas de papa

con huevos y remolachas, es muy fácil de preparar

necesita:

 Papa

Huevos

Remolacha

Sal (Un poquito); Papas dependiendo la cantidad que

vayas a preparar

 Huevos hervido de igual forma dependiendo lo que vayas

a comer Remolacha todo bien cocidos, hace las papas

como si fuera puré; pica los huevos en pedacitos para que

se adhieren uno a otros; las remolachas también las cortas

en trocitos y si prefiere puedes cocinarlas a tu gusto aquí

el punto es que consumas muchas remolachas cada vez

que puedas hacerlo. Hay personas que les

agrega mayonesa ya eso es a cuestion de gusto si quieres

hacerlo.

Puedes también prepararlas a modo de ensalada de

las que se preparan regularmente;

En este caso une la remolacha con otros vegetales y

la sazona a tu gusto.

Otra receta que preparo con remolacha es

espaguetis y cuando ya están preparados, le agrego la

remolacha picada a los espaguetis, después de cocerlos.

Alimento # 2

Existen algunos remedios caseros para mejorar la vista y entre los más populares pues esta la zanahoria.

Hablaremos de la Zanahoria, el cual es este un alimento que está provisto de nutrientes para el cuerpo, de la misma manera que contiene vitaminas y minerales, a parte de darle una mejora considerable a la vista, también limpia la sangre.

Se podría decir que las vitaminas que se encuentran en la zanahoria ayudan a mejorar la visión ya que los problemas de la vista son debidos a la ausencia de el beta-caroteno,(un provitamina A) y también esto se debe a la resequedad de los ojos.

El cual es un nutriente que desempeña un rol muy importante en la salud de la vista.

En cuanto a la receta a base de zanahoria que le traigo aquí, puedes consumirlas después de cocida sola si así lo prefiere, pero también puedes agregarle brócoli u otros vegetales para su consumo y sazonarlo a tu gusto.

Una recetas que me gusta mucho hacer con este vegetal es el arroz cocinado con la zanahoria, ya que esta comida contiene nutrientes que ayudan también a la digestión, y como ya hemos dicho a mejorar también la visión.

Este plato además de ser muy delicioso, en cuanto a grasa saturada no contiene colesterol.

En muchas ocasiones yo preparo el jugo de zanahoria en un extractor de jugos, sin agua y me lo tomo por lo menos 2 veces a la semana.

Cuando preparamos algún caldo o sopa podemos agregarle zanahoria y de esa manera también consumirlos.

Alimento # 3

Al hablar de este alimento se me pone agua la boca por su sabor dulce, estoy refiriéndome a la CALABAZA, este alimento posee beneficios a la hora de cuidar nuestra salud, también son muchos los nutrientes que encontramos en la calabaza que son beneficiosos para mejorar la vista.

La razón por las cuales las propiedades y los nutrientes que se encuentran en la calabaza mejoran la vista es porque en ella se encuentra la vitamina A, la cual es esencial para la salud de los ojos.

Podemos enumerar tres nutrientes que abundan en la calabaza

1-beta-caroteno, de donde se adquiere la vitamina A.

2- La vitamina C,

3- El Potasio

Todo estos nutrientes son muy beneficiosos para mejorar la vista, por lo que consumirlos con regularidad se daría un mejor resultado.

Al preparar recetas deliciosas con la calabaza, hay muchas maneras de prepararlas.

1- Cocida con un muy poquito de sal al gusto, puede combinarlas ya sea con huevo, pescado o con lo que prefieras.

2- Agregarlas a las habichuelas guisadas o cualquier clase de legumbres, veras que al hacerlo la calabaza le va a dar un sabor más delicioso a las habichuelas.

3- Otro delicioso plato con la calabaza, es mezclarlos con el arroz, mientras el arroz se está cocinando la calabaza está cociéndose al mismo tiempo y será un plato delicioso.

Alimento # 4

Aquí hablaremos cerca de los beneficios de la ESPINACA para los ojos. Empezaré por destacar los nutrientes que se encuentran en la misma. Ya que poseen unos pigmentos vegetales por el cual es de notable el color que posee.

Las espinacas aunque se difieren de otros vegetales porque no poseen el beta-caroteno por lo que no contiene la vitamina A, pero no por eso dejar de ser muy beneficioso a la hora de mejorar la vista, pues ejercen una función muy potente como antioxidantes para proteger la retina.

Por lo que el consumo de las espinacas son muy recomendada para prevenir la pérdida de la vista.

En cuanto a las recetas con espinaca yo la utilizo de

tres maneras diferentes:

1- Prepararla y comérselas ya cocida

2-Se pueden preparar con papas cocidas, les agrega un poquito de sal al gusto, se le añade las espinacas a las papa cocidas y estarán lista para comer.

Este tipo de plato es muy beneficioso ya que hace un equilibrio en cuanto a las calorías que aportan sus nutrientes, a parte de ser buen alimento para la vista también lo es para otros tipos de circunstancia en que la persona se encuentre, cuando alguien está en desnutrición las espinacas resultan muy beneficiosas debido a las proteínas, vitamina y minerales que aportan.

Muchos Nutricionista recomiendan las espinacas porque a través de su consumo aporta muchos beneficios a la salud , ayuda al balance de su peso, y daría más protección contra las enfermedades del cuerpo por los nutrientes que aportan .

Alimento # 5

En este capítulo quisiera hablarles de las legumbres, ya que ellas aportan una gran cantidad de nutrientes, siendo además ricas en vitaminas y minerales.

Los grandes estudiosos del tema le han dado dos importante significado a las legumbre,

1- Alimentaria, porque como su nombre lo indica, pertenecen a la familia de los vegetales leguminosa donde tanto las semillas de la misma secas y duras en su estado natural, solo se consumen después de ser cocidas de diferentes maneras.

Por otro lado son perteneciente a la botánica ya que están formadas por las semillas y por dos vainas que se encuentran en su interior

Las mayorías de nosotros a veces consumimos

legumbres aunque desconocemos que son ricas en propiedades curativas para nuestra salud física, y que podemos decir tratándose todo lo que aporta al cuidado de los ojos .

Cuando hablamos de la legumbre siempre me acuerdo del relato que paso Daniel, en Daniel Capítulo 1, donde se obtuvo de consumir los banquetes grandiosos del reino de Nabucodonosor y solo comía legumbres , tanto él como sus amigos, resultando que a lo largo de 10 días Daniel y sus amigos tienen más fortaleza que los demás que consumen otros alimentos no saludables, su rostro se vio mejor y con más vitalidad en todo su cuerpo.

Esto se debe a que las legumbres poseen una mínima cantidad de **calorías,contribuyen en grandes cantidades de nutrientes beneficioso para el organismo del ser humano.**

Una de las tantas característica de las legumbres es que posee propiedades antioxidante, lo que al consumirlos regularmente la vista mejorará considerablemente y el cuerpo del ser humano adquiere un aspecto más saludable.

También las proteínas que contienen las legumbres y sus derivados, proporcionan todo los aminoácidos que el cuerpo se necesitará al igual que dará una visión más saludable.

Existen muchas maneras de preparar las legumbres que lo mismo para las familias que componen este alimentos ricos en tantas propiedades , como las habichuelas y las judías verdes que son partes de las legumbres dando la misma función y beneficio al cuerpo.

Las puede preparar guisadas con, ajo, cebolla, sal al gusto, puedes también agregarles calabaza, plátano picadito o lo que prefieras, al igual que cilantro.

Ya es notorio en cuanto a la publicación científica internacional, donde dejan de un lado las dudas y dan lugar a aceptar de que realmente las legumbres contienen proteína de altamente biológica, por lo que todos los aminoácidos son esenciales en la medida de lo que cabe, para salud del cuerpo humano.

Las legumbres tienen una alta y considerable fuente vegetales de hierro y tambien proteinas.

Cabe destacar que las legumbres tienen mucho más nutrientes que la carne, y mucho más saludable ya que su contenido en grasa es nulo lo cual es muy positivo para el ser humano, además de rica en vitaminas B.

Alimento # 6

Porque no hablar de la soja? Cabe destacar que este producto alimenticio mayormente los consumían las personas vegetarianas, pero nuestro mundo está en el cambio positivo, ya que muchas industrias que elaborar comidas y bebidas para el consumo humano, están agregando la soja a sus productos, como la leche, el yogur y otros productos del consumidor.

No cabe duda de que la soja a pesar de tener un sabor delicioso, también es muy rica en nutrientes, en vitaminas y en minerales, los cuales son muy beneficiosos para la salud.

Existen muchas diferentes maneras de preparar la soja y una de ellas es la elaboración de la leche de soja (soy milk), que este tipo de leche si la comparamos con la leche de vaca , contiene menos grasa y mucho menos calorías, tampoco contiene lactosa, ni colesterol, este tipo de leche puede reemplazar muy bien a la leche de vaca ya que con ella puede utilizarlas de la misma manera que la leche de vaca.

Otros productos alimenticio de la soja es el aceite de soja, este aceite es muy rico en ácido linoleico las mayorías de las veces su aceite es utilizado para la elaboración de mantequillas y diversas salsas de cocinar.

La soja posee ácido fólico, también se encuentran diversas vitaminas como por ejemplo las vitaminas B1 y B2,

Uno de los mayores beneficios que la soja produce es que ayuda a regular el funcionamiento intestinal. Y contiene otros beneficios si se consume regularmente ayudando a regenerar alguno órganos del cuerpo y por

consiguiente a mejorar la vista.

Alimento # 7

Consumir Pescado, como el bacalao, el salmón, la tilapia porque son esenciales para una buena alimentación y los beneficios que aportan al ser humano por su gran contenido de Omega 3 además del beta-caroteno. El cual está presente aportando la vitamina A al cuerpo.

Tanto el pescado como los demás alimentos te ayudarán a tener una variedad de platos alimenticios cada día.

Recuerda que los alimentos que no son saludables solo te harán que tu cuerpo se llene de tóxico, y por consiguiente tu salud se verá afectada, y al mismo tiempo tu vista por esos tóxicos alimentos se deteriorara, por eso es muy importante que para que tengas un mejor resultado en tu salud de la vista, t6e abstengas de esos alimentos tóxicos y empieces a consumir los alimentos saludables que te presentamos aquí.

Existen muchas maneras de preparar el pescado, en mi caso siempre lo preparo con suficiente ajo, cebolla bien picadita, aji tanto verde como rojo, y una pizca de sal en caso de que sea el pescado como el salmón y la tilapia.

En el caso del bacalao, es importante asegurarse bien al lavarlo que la sal no está adherido al bacalao lo puedes cocinar guisados como si cocinara alguna carne de pollo por ejemplo; pero también lo puedes preparar con huevos, los beneficios y las propiedades del bacalao seguirán siendo de mucha utilidad para mejorar la vista.

Lo puedes combinar en las comidas con lo que prefieras, ya sea con arroz o con algún tipo de viandas,

Alimento # 8

Ahora le toca el turno al Perejil recomendados

como alimento que su objetivo es proporcionar la

vitamina C, muy beneficioso también a la hora de añadirlo

a los alimentos saludables que poseen propiedades

curativas para el beneficio del ser humano, dando como

contribución a tener una vista más saludable.

A parte de los vegetales también existen otros

alimentos digno de mencionar en este libro como lo son

las frutas que al igual que los vegetales cuentan con un

gran contenido de vitaminas y minerales, especialmente

restaurando los órganos del cuerpo que se encuentran en

mal funcionamiento.

Algunos de ellos podemos mencionar a la naranja,

el melón, el kiwi, grapefruit y otros más que aportan la

vitamina C al cuerpo, y además por ser antioxidante

Tienen el poder de prevenir, de una manera eficaz complicaciones como la vista borrosas.

Alimento # 9

En cuanto a las verduras y las hortalizas, sabiendo que hay una variedad incalculables de ellas alrededor del mundo, podemos aprovechar todas esas propiedades que tanto las verduras como las hortalizas poseen, siendo que sería de más beneficioso consumir las verduras crudas, especialmente cuando la usamos en ensaladas.

Al ser muy ricas en vitaminas y minerales, como nutrientes para el ser humano.

Las ensaladas es lo ideal para poder adquirir esos nutrientes que el cuerpo necesita ya que su gran contenido de vitaminas ayudan no sola a mantener la vista saludable, sino también que protege contra otras enfermedades del cuerpo.

Quiero hacer notar,que para mantener una buena

salud es necesario que consuma la ensaladas de verduras y hortalizas al menos 1 vez al día, mientras más temprano en el dia las consuma sería mucho mejor, porque ayudaría en el desenvolvimiento de la digestión.

Alimento # 10

En cuanto hablar de mejorar la vista no podría dejar de mencionar la miel de abeja, aunque esté en el 10 lugar de este libro así como los demás productos de alimentos que hemos mencionado el hecho de que estén en un lugar o en otro no dejan todos de ser importantes a la hora de tener una mejor calidad de vida.

Al hablar de la miel, no podemos dejar de imaginarnos a un pequeño pero conocido de entre los insectos, la más admirables de todas, por su capacidad de producir productos alimenticios tan curativos y al mismo tiempo dulce y agradable al paladar.

La miel es muy rica en minerales y vitaminas, como por ejemplo contiene hierro y también calcio, además de que posee enzimas y proteínas con grandes propiedades curativas. Es un aclarador de la visión, incluso hay quienes afirman que consumiendo a menudo la miel hasta el color de los ojos se les aclara. Ya eso es cuestion de como los vea. Lo que si se es que la vista mejora muchísimos.

Cabe destacar que añadir la miel de abeja a nuestra mesa, esta produce una especie de placer y de equilibrio emocional al consumirla.

La miel también aporta energía al cuerpo, ya que la azúcar que contiene, se absorbe rápidamente en el cuerpo dando energía a las células del organismo.

Su gran contenido de vitaminas y minerales que favorecen y son de mucho beneficios para la salud.

Es muy importante decir que el consumo de la miel no daña el esmalte de los dientes, no obstante es de saber que aunque la miel contiene un ph ácido, no actúa en contra del esmalte de los dientes, por el contrario no produce caries.

Recomendación para que la miel se mantenga en su estado natural, tendría que mantenerla en un sitio oscuro, como gabinete de la cocina o en algún lugar donde la claridad no le de, bien tapada, para que de esa manera pueda conservarse lo más fresca posible y de esa manera conserve sus propiedades al máximo.

Aunque son muchas las investigaciones que se han hecho con respeto a la miel de abeja, al parecer algunas han llegado a la conclusión de que la miel de abeja posee propiedades curativas.

Consumir estos tipos de productos a pesar de que ya sabemos que son beneficiosos para la salud del ser humano, es indispensable mencionar que por comer frutas y vegetales nadie engorda, lo que sería una ayuda extra para las personas que las consumen a diario.

Si tratamos de poner en primer lugar consumir frutas y vegetales siempre que podamos, no necesitamos recurrir a fármacos o hacer dietas excesivas para adelgazar ya que ingiriendo estos alimentos saludables obtendremos todos esos resultados por añadidura.

En general el consumir alimentos saludables, eliminarían los quimicos y toxicos adheridos al cuerpo y por decir de una manera más sutil, que no hay en el mundo mayor placer que el de gozar de una buena salud.